Publié en supplément
encarté dans la
" Revue des jeux scolaires "
février - avril 1903.

PRÉCIS

DE

GYMNASTIQUE RATIONNELLE DE PLAIN PIED A MAINS LIBRES

accompagné de mouvements d'assouplissement

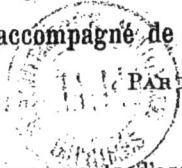

PAR LE Dʳ PHILIPPE TISSIÉ.

Les mouvements d'assouplissement de plain pied et à mains libres qui accompagnent ce Précis de Gymnastique rationnelle ont été composés pour les élèves (garçons et filles) de l'enseignement primaire, de l'enseignement secondaire et pour les jeunes gens faisant partie de Sociétés post-scolaires. Ces mouvements peuvent également être appliqués à l'entraînement des soldats à la caserne, ainsi que le prouve l'expérience que j'ai faite au 18ᵉ régiment d'infanterie, à la caserne Bernadotte, à Pau, avec l'autorisation du Colonel Rochet, commandant ce régiment. La terminologie que j'ai créée a donné des résultats très probants et très rapides dans l'instruction des élèves-caporaux qui me furent confiés. En une seule séance les mouvements furent compris et exécutés grâce au commandement simple et facile à émettre par l'instructeur, surtout facile à être saisi par les exécutants.

Ces mouvements appartiennent au système de gymnastique suédoise.

J'ai établi une série de dessins schématiques composant une leçon complète de gymnastique pouvant être exécutée en tout lieu sans l'aide d'autre agrès que le corps lui-même, le meilleur des agrès de gymnastique quand il est mis en fonction par ses bras de levier et quand on sait utiliser le poids des segments provenant du déplacement de leur centre de gravité. Ce poids crée une *résistance* par son attraction terrestre, à la *puissance* antagoniste musculaire.

Les dessins schématiques que j'ai composés peuvent fournir les éléments à la composition de plusieurs leçons ; il suffit pour cela de distraire de chacune des sept parties dessinées, tels ou tels schémas représentant des mouvements d'une difficulté progressive d'exécution.

Toute leçon de gymnastique rationnelle d'assouplissement est divisée en sept parties ; chaque partie a une action spéciale sur une région bien délimitée du corps, sur le jeu des poumons et du cœur.

Topographie des régions en gymnastique.

I. — Action sur les muscles du *bras* et de l'*abdomen* de la *région antérieure*.

II. — Action sur les muscles de la *région dorso-lombaire* et *abdomino-lombaire*.

III. — Action sur les muscles des *parties latérales du tronc*.

IV. — Action combinée des *muscles des jambes et des bras*.

V. — Action combinée de tous les muscles dans *des attitudes d'équilibre*.

VI. — Action sur les *poumons et sur le cœur*, provoquant l'*essoufflement*.

VII. — Action *sédative* sur l'*essoufflement* et sur les *battements du cœur* par une gymnastique respiratoire.

Division du travail musculaire.

La valeur de tout mouvement de gymnastique appliquée dépend : 1° de la *position fondamentale* ; 2° de la *force* ; 3° de la *durée* ; 4° de la *rapidité* ; 5° de la *répétition* ; 6° de la *combinaison* des mouvements exécutés.

Les mouvements découlent les uns des autres ainsi que des théorèmes de géométrie. La gymnastique rationnelle est basée sur les principes de mécanique biologique.

I. Position fondamentale. — On appelle position fondamentale l'attitude fixe prise par le corps avant de commencer un mouvement.

Le principe de la gymnastique rationnelle, qui est celui de la gymnastique suédoise, consiste à *immobiliser* un ou plusieurs grands segments du corps pour *mobiliser un* ou *plusieurs* autres segments, soit simultanément, soit alternativement. Le corps étant articulé est composé de bras de leviers. La mécanique enseigne que, dans la fonction des leviers, il faut considérer le *point d'appui* sur lequel s'appuie le levier ; la *résistance* opposant un poids à soulever ou à déplacer ; la *puissance* qui soulève ou qui déplace ce poids.

La position fondamentale consiste donc à fixer le corps dans une attitude rigide et recherchée d'avance pour permettre aux bras de leviers qui vont entrer en fonction de prendre un *point d'appui* bien défini dans un plan recherché ; l'orientation de ce plan a donc une importance capitale sur le jeu des bras de levier, car ce jeu dépend de la direction même du plan sur lequel le bras de levier doit fonctionner. La *résistance* est représentée par le poids du segment lui-même mis en fonction, poids augmenté par le déplacement du centre de gravité. Dans la position fixe, debout, bras tendus en bas, le centre de gravité passe entre les deux pieds ; si le corps s'incline en avant, le centre de gravité est reporté en avant, l'attraction terrestre qui se transforme ainsi en *traction* terrestre tend alors à faire tomber le corps.

La *puissance* est fournie par la *contraction* des muscles des reins qui luttent contre le poids du corps et que le centre de gravité déplacé attire en avant, d'après la loi de la pesanteur.

Le *point d'appui* est placé à la *plante des pieds ;* la *résistance,* dans le *bloc du tronc et de la tête* projetés en avant ; la *puissance,* dans les muscles *dorso-lombaires* s'opposant à la chute du corps. Pour que l'effet de la *puissance* musculaire soit complet et bien réglé, il faut que les jambes soient placées en position fondamentale fixe, c'est-à-dire tendues et rigides, formant un bloc inférieur, sur lequel le bloc supérieur constitué par le tronc et par la tête, également tendus et rigides, grâce à la contraction des muscles extenseurs dorso-lombaires, doit s'incliner selon des angles plus ou moins ouverts ou fermés. Le jeu du tronc sur les jambes peut être comparé à celui d'une lame de couteau jouant sur son manche; le ressort d'acier qui maintient la lame droite sur le manche représente la puissance des muscles du tronc.

La position fondamentale est prise tour à tour sur les principaux segments du corps :

1° Sur la *plante des pieds*, dans la position fixe, debout, jambes tendues. Les jambes sont tour à tour rapprochées ou écartées ;

2° Sur les *genoux*, dans la position à genoux. Les genoux sont tour à tour rapprochés ou écartés ;

3° Sur le *siège*, dans la position assise ; soit par terre, soit sur un support, banc, poutre, etc., les jambes sont tour à tour rapprochées ou écartées ;

4° Sur le *dos*, dans la position couchée par terre;

5° *Suspendu en l'air* par les mains avec point d'appui pris au-dessus de la tête.

Avec l'aide d'agrès très simples, tels que barres, poutres, espaliers, etc., on peut assurer l'immobilisation plus géométrique des segments et agir bien mieux ainsi en localisant le travail musculaire par celui des bras de leviers mieux réglé.

Des positions multiples annexes découlent des cinq positions fondamentales principales. Toute la science du professeur consiste à connaître d'avance le *pourquoi* mécano-physiologique du mouvement qu'il doit provoquer en partant d'une position fondamentale principale.

II. Force. — La *force* déployée dans l'exécution dépend de la longueur du bras de levier et du poids supplémentaire ajouté à l'extrémité du bras de levier. La force est augmentée par l'adjonction du poids des haltères, des mils, du fusil, etc., ou par la résistance du caoutchouc, du ressort métallique à boudin de certains agrès, dits *opposants*, etc. La force doit être proportionnée au développement de la *puissance* musculaire antagoniste. La valeur du travail mécanique *utile* produit sur les muscles par l'addition d'un poids supplémentaire, haltère, mils, ressort à boudin, caoutchouc, et tous les systèmes dits " opposants " dépend : 1° de la pureté de la forme prise par le corps placé en position fondamentale au départ du mouvement. Les segments du corps tendent à prendre automatiquement, selon la loi du moindre effort, des attitudes antagonistes opposant au poids à mouvoir le poids même du segment par le déplacement de son centre de gravité. Cette faute est très fréquente ; 2° de l'ouverture de l'angle fourni par le segment mis en fonction, c'est-à-dire du déplacement, en dehors du plan vertical du corps, du centre de gravité du segment lui-même mobilisé.

III. Durée. — La *durée* de l'exercice doit être réglée au chronomètre ; elle varie d'après l'âge et le degré de l'entraînement. L'intensité du travail musculaire et de la fatigue sont en rapport direct avec la durée de l'exercice.

IV. Rapidité ou Rythme du mouvement. — La *rapidité* dans l'exécution augmente le travail en le précipitant. Il appartient au professeur de proportionner le rythme du mouvement au degré de l'entraînement, à l'amplitude du mouvement exécuté par les bras de levier et surtout à l'action, congestive ou décongestive du mouvement. La circulation sanguine est favorisée par les mouvements à rythme lent.

Les mouvements de flexion du corps en avant sont congestifs ou décongestifs de la tête selon qu'on contracte ou non les muscles du massif lombaire en immobilisant la tête dans le plan vertical du tronc. Une forte ensellure des muscles lombaires doit précéder tout mouvement de flexion du corps en avant. Ainsi la congestion de la tête est évitée ; bien mieux, des mouvements lents la décongestionnent en attirant le sang dans la région lombaire. Ce mouvement doit être précédé de trois autres mouvements de départ : 1° Fixation de la tête dans le plan vertical ; 2° Fixation du bord interne des omoplates le long de la colonne vertébrale, par la contraction des rhomboïdes ; 3° Fixation de la colonne vertébrale sur le bassin par la contraction du massif lombaire provoquant une forte ensellure. Le segment thoraco-abdominal étant ainsi fixé, l'incliner lentement en avant comme une lame de couteau jouant sur son manche par la contraction des scalures, du splenius et du faisceau supérieur du trapèze.

Afin de mettre de l'ordre dans l'exécution des mouvements il est bon de diviser tout mouvement en deux parties : une de *tenue* ou *statique;* une d'action ou *dynamique.* La *tenue* est l'attitude d'arrêt prise par un segment du corps avant ou après l'exécution d'un mouvement; *l'action* est l'exécution du mouvement lui-même.

Exemple : Dans le soulèvement des bras tendus le long du corps pour les placer en attitude horizontale latérale de " croix " la *tenue* est constituée : 1° par la position des bras tendus en bas *avant* le mouvement à exécuter ; 2° dans la position de " croix " *à la fin* du soulèvement du bras. *L'action* est constituée par le passage de la station de bras tendus en bas en bras tendus en " croix ". Pour l'exécution des mouvements à mains libres et de plain pied le temps compté pour la tenue et pour l'action peut varier selon le segment mis en fonction, l'âge, le sexe et l'entraînement entre 2 et 10 secondes. Si le rythme est, par exemple, fixé à 3 secondes dans le mouvement d'élévation des bras au-dessus de la tête, bras partant de tendus le long du corps en bas pour se tendre au-dessus de la tête en " invocation" en passant par " croix " le temps que durera le mouvement sera de 15 secondes ainsi réparties : 3" pour la *tenue* au départ avant le mouvement d'élévation du bras, 3" pour *l'action* (élévation des bras en " croix ") 3" pour la *tenue* des bras en " croix ", 3" pour *l'action* (élévation des bras en " invocation "), 3" pour la *tenue* en " invocation ". La profondeur du travail musculaire est en raison directe du rythme. Cette lenteur facilite également la correction des faux mouvements ; la correction joue un rôle très important en gymnastique pédagogique et militaire.

V. Répétition. — La *Répétition* est également un facteur important avec lequel il faut compter pour provoquer ou pour éviter la fatigue. Il faut surtout éviter la fatigue et l'ennui. L'ennui est une fatigue psychique. La répétition porte sur les leçons qu'on peut répéter tous les jours ou jour entr'autres ou deux fois par semaine ainsi que sur les mouvements au cours même de la leçon.

VI. Combinaison des Exercices. — Les *exercices combinés* sont établis sur le principe de la division du travail par ordre de valeur du travail de chaque segment entrant en fonction sur une position fondamentale-base établie d'avance : tels, par exemple, les exercices d'équilibre sur le train inférieur.

Commandement.

Le plus grand obstacle à la bonne exécution des mouvements d'assouplissement est dans la longueur du commandement. Un bon commandement, pour être bien entendu, bien compris, bien exécuté, doit être bref et d'une émission facile, surtout quand il s'agit d'enfants ou de recrues intellectuellement peu développés. Il faut donc condenser le commandement en un mot très simple, usuel et autant que possible *formant image*. C'est ainsi que les commandements du nouveau Règlement de gymnastique militaire pourraient être remplacés par des mots très simples tels que :

Appel — Croix pour : *Élévation horizontale et écartement latéral des bras,* soit *sept* mots condensés en *deux* mots.

Ou encore :

Appel pour : *Elever les bras tendus horizontalement.*

Croix — Palmaire ciel pour : *Les écarter latéralement, paume de la main en dessus.*

Tendu pour : *Les abaisser dans le rang.*

Soit *dix-neuf* mots condensés en *cinq.*

Il suffit de posséder une fois pour toutes une bonne légende des termes, d'ailleurs faciles à retenir, pour posséder aussitôt la clé d'un bon commandement.

Le professeur doit préparer sa leçon au moyen de tableaux synoptiques et ne rien laisser à l'improvisation. Ces tableaux doivent être établis tous les trimestres avec quelques modifications mensuelles pour les détails.

Mouvements d'ordre et de mise en place.

Chaque équipe se présente sur deux rangs. La numération se fait par appel de 1, 2; 1, 2; 1, 2, par les équipiers du premier rang; chaque équipier du second rang prend le numéro de l'équipier du premier rang placé devant lui.

Au commandement : HANCHE ! tous les équipiers prennent leur distance entre eux en plaçant chacun les mains sur les hanches.

Au commandement : OUVREZ ! 1° tous les n°⁸ 1 du premier rang font UN pas en *avant*; 2° tous les n°⁸ 2 du premier rang font DEUX pas en *avant*; 3° tous les n°⁸ 1 du second rang font UN pas en *arrière*; 4° tous les n°⁸ 2 du second rang font DEUX pas en *arrière*.

Au commandement : FERMEZ ! les n°⁸ 1 du premier rang font UN pas en *arrière* et les n°⁸ 2, DEUX pas en *arrière*. Les n°⁸ 1 du second rang font UN pas en *avant* et les n°⁸ 2, DEUX pas en *avant*.

Schéma du mouvement d'ordre.

Terminologie.

POSITIONS FONDAMENTALES.

Fixe. — Corps reposant sur la plante des pieds en position debout, bras tendus en bas, poitrine développée en avant, épaules rejetées en arrière, tête dans l'axe du corps, le menton dans le plan horizontal, face palmaire tournée du côté de la cuisse, doigts tendus, pieds en équerre.

Genoux. — Corps reposant sur les genoux, le buste vertical, dans la position de fixe, bras tendus en bas, etc.

Assis. — Corps reposant sur le siège, le buste vertical dans la position de fixe, bras tendus en bas, jambes pliées à angle droit, la plante des pieds reposant sur le sol.

Couché. — Corps allongé par terre, sur le dos, dans la position de fixe, bras tendus le long des jambes, etc.

Suspendu. — Corps suspendu en l'air par les mains, à un point d'appui (barre, espalier, poutre, etc.), dans la position de fixe, sauf pour les bras qui sont tendus en haut.

Ces cinq positions fondamentales principales donnent naissance à des positions secondaires qui se transforment elles-mêmes en de nouvelles positions fondamentales secondaires; c'est ainsi que dans *fixe*, les jambes peuvent être écartées au lieu d'être réunies, une jambe peut être levée et appuyée à un support tandis que l'autre reste dans l'attitude fondamentale première de *fixe*, etc. Dans *genoux*, les deux genoux peuvent être écartés, ou bien un genou peut être relevé en avant formant un angle droit, un crochet, le pied reposant sur le sol par sa plante, tandis que l'autre jambe est maintenue en position fondamentale de *genoux*, etc.

Le corps, suspendu par les mains, peut prendre un point d'appui fixe sur le dos et l'immobiliser ainsi jusqu'au bassin, comme dans les suspensions à l'espalier. Cette attitude peut devenir fondamentale pour le soulèvement des jambes dont les os *(bras de levier)* prennent un point d'appui fixe dans l'articulation du bassin, fortement immobilisé contre le plan vertical de l'espalier. Le commandement s'énonce alors : *Suspendu appuyé.*

Pieds.

Étoile. — Tracer sur le sol une croix avec la pointe du pied, diviser les quatre angles de cette croix en deux angles égaux ; on obtient ainsi une autre croix ; le tout forme une étoile à huit rayons, partant du centre d'une circonférence. En divisant cette circonférence en degrés et en plaçant le degré O, sur la branche horizontale latérale droite, on passe ainsi par 45°, 90°, 135°, 180°, 225°, 270° et 315°.

Les pieds droit et gauche viennent tour à tour s'appliquer sur chacune des branches de l'étoile pour placer le corps dans une position fondamentale recherchée d'avance par le professeur en vue d'un effet mécano-physiologique à produire sur le corps de l'exécutant par la mise en fonction de ses bras de leviers.

Équerre. — Pieds formant un V, reposant sur le sol, au centre de l'étoile, talons réunis au sommet du V.

Debout équerre. — Retour à la position verticale du corps après un exercice qui a déplacé le centre de gravité du corps. *Debout équerre* est semblable à *Fixe* avec cette différence que les bras en *Debout équerre* conservent la position qu'ils avaient prise dans le mouvement précédent, tandis qu'ils s'abaissent tendus en bas dans *Fixe.*

Unis. — Pieds unis par leur bord interne, reposant sur le sol.

Plante. — Retour du *pointé* ou *demi-pointé* à la position du pied reposant entièrement sur le sol sur sa face plantaire.

Demi-pointé. — Pieds en *équerre* ou *unis*, ne reposant sur le sol que sur la moitié de la surface plantaire (métatarse).

Pointé. — Pieds en *équerre* ou *unis*, ne reposant sur le sol que sur le bout des orteils.

Pied droit, avant, uni. — Les deux pieds étant unis, le pied droit est porté sur la ligne verticale antérieure de l'étoile (angle de 90°) le talon du pied droit touchant le bout du pied gauche.

Pied droit, arrière, uni. — Même position des pieds unis, le bout du pied droit vient se placer en arrière du pied gauche touchant le talon gauche.

Pied droit, avant. — Le pied droit se porte en avant sur la ligne verticale de 90° de l'étoile, à *deux* longueurs de pied.

Pied droit, transverse, avant. — Le pied se porte sur la ligne oblique de l'étoile par un angle de 45°, à *deux* longueurs de pied.

Pied droit, transverse. — Le pied se porte sur la ligne horizontale de 0° de l'étoile, à *deux* longueurs de pied.

Pied droit, transverse, arrière. — Le pied se porte en arrière sur la ligne oblique de l'étoile par un angle de 315°, à *deux* longueurs de pied.

Pied droit, arrière. — Le pied se porte en arrière sur la ligne verticale postérieure de l'étoile par un angle de 270°, à *deux* longueurs de pied.

Pied gauche, avant, uni. — Les deux pieds étant unis, le pied gauche se porte en avant, le talon venant toucher la pointe du pied droit sur la ligne verticale antérieure de l'étoile (angle de 90°).

Pied gauche, arrière, uni. — Le bout du pied gauche vient toucher le talon du pied droit en arrière.

Pied gauche, avant. — Le pied gauche se porte en avant sur la ligne verticale de 90° de l'étoile, à *deux* longueurs de pied.

Pied gauche, transverse, avant. — Le pied se porte sur la ligne oblique de l'étoile par un angle de 135°, à *deux* longueurs de pied.

Pied gauche, transverse. — Le pied se porte sur la ligne horizontale à 180° de l'étoile, à *deux* longueurs de pied.

Pied gauche, transverse, arrière. — Le pied se porte en arrière sur la ligne oblique de l'étoile par un angle de 225°, à *deux* longueurs de pied.

Pied gauche, arrière. — Le pied se porte en arrière sur la ligne verticale postérieure de l'étoile par un angle de 270°, à *deux* longueurs de pied.

Pieds tenus. — Les pieds étant placés sur un des segments de l'étoile, sont maintenus fixes par un agrès qui sert de point d'appui ou à main d'homme, à défaut d'agrès.

Pied droit tenu. — Seul, le pied droit est tenu fixe, le pied gauche repose sur le sol.

Pied gauche tenu. — Seul le pied gauche est tenu fixe, le pied droit repose sur le sol.

Pédale. — Mouvement alternatif de soulèvement et de chute du bout des pieds, soit que les pieds reposent à terre sur les talons, soit que la ou les jambes étant tendues, les pieds fonctionnent dans le vide en mouvements de pédale.

Jambes.

Fente. — Jambes ouvertes, tendues ; la fente est le même mouvement que celui des pieds (droits, gauches, avant, transverse avant, transverse arrière, arrière). *Fente droite avant* équivaut à *pied droit avant. Fente oblique droite* équivaut à *pied droit transverse avant*, etc., avec cette différence que dans la fente l'espace séparant les deux pieds est de *trois* longueurs de pied au lieu de *deux*.

Fléau. — Jambes tendues, raidies, formant la masse d'un fléau jouant autour de l'articulation du bassin dans la position couchée sur le dos, ou en suspension par les mains à un point d'appui, le dos étant maintenu verticalement le long de l'espalier ou d'un mur. Le jeu des jambes sur le bassin se règle au 1/4, à la 1/2, aux 3/4 d'ouverture d'angle.

Le fléau est une *fente* des jambes avec un seul point d'appui pris sur une jambe l'autre jambe étant soulevée au-dessus du sol ou avec un point d'appui sur le dos ou sur le ventre, les deux jambes libres étant mises en fente dans le vide.

Fléau droit, avant. — La jambe droite rigide est soulevée à 90° dans le plan vertical antérieur de l'étoile (90°).

Fléau droit, transverse, avant. — La jambe droite rigide est soulevée dans le plan oblique antérieur de l'étoile (45°).

Fléau droit, transverse. — Jambe droite rigide soulevée dans le plan transverse de l'étoile (0°).

Fléau droit, transverse, arrière. — Jambe droite rigide soulevée dans le plan transverse de l'étoile (315°).

Fléau droit, arrière. — Jambe droite rigide soulevée dans le plan transverse de l'étoile (270°).

Fléau gauche, avant. — Jambe gauche rigide soulevée dans le plan de l'étoile (90°).

Fléau gauche, transverse, avant. — Jambe gauche rigide soulevée dans le plan de l'étoile (135°).

Fléau gauche, transverse. — Jambe gauche rigide soulevée dans le plan de l'étoile (180°).

Fléau gauche, transverse, arrière. — Jambe gauche rigide soulevée dans le plan de l'étoile (225°).

Fléau gauche, arrière. — Jambe gauche rigide soulevée dans le plan de l'étoile (270°).

Fléau appuyé. — La jambe soulevée prend un point d'appui par le pied à un agrès ou bien est maintenue à main d'homme.

Ainsi : *Fléau droit, transverse avant appuyé* veut dire jambe droite tendue rigide soulevée dans le plan oblique antérieur par 45° de l'étoile et maintenue fixe à un point d'appui.

Double fléau. — Les deux jambes s'ouvrent également en formant un V debout ou renversé selon que le tronc est couché sur le dos ou suspendu par les mains.

Losange. — Pieds en équerre, demi pointé, demi flexion des cuisses sur les jambes ouvertes de dedans en dehors, formant un losange, tronc vertical.

Losange fermé. — Pieds en équerre, demi pointé, flexion complète des cuisses sur les jambes, siège reposant sur les talons, tronc vertical.

Pentogone. — Fente, demi pointé, demi flexion des cuisses sur les jambes. Les cuisses, les jambes et la ligne du sol doivent passer par un plan sur lequel les cinq lignes dessinent un pentagone régulier.

Crochet. — Cuisse levée formant un angle droit avec l'axe vertical du corps, jambe tombant vers le sol à angle droit sur la cuisse et formant crochet. Le crochet est le *fléau* brisé à angle droit, à l'articulation du genou.

Crochet pointé. — Extension du pied sur la jambe, pointe du pied dirigée vers le sol, pied tendu de haut en bas.

Crochet appuyé. — Même attitude de la jambe pliée sur la cuisse, le pied de la jambe en crochet appuyant sur le sol ou sur un banc, une poutre, l'espalier, etc.

Crochet suspendu. — Même attitude de la jambe pliée sur la cuisse, le point d'appui étant pris à l'articulation du genou à la barre, à la poutre; le corps est alors en suspension en l'air.

Crochet appuyé, pointé. — Même attitude qu'en crochet appuyé, mais avec point d'appui de la jambe pris sur la pointe du pied.

Double crochet. — Les deux jambes sont placées en crochet après point d'appui pris sur le dos en position couchée sur le sol ou suspendue en l'air par les mains, comme pour double fléau.

Califourchon. — Les jambes sont écartées et placées à cheval autour d'un point d'appui, selle, poutre, banc, etc.

Califourchon appuyé. — Les pieds reposent sur le sol.

Califourchon suspendu. — Les pieds ne reposent pas sur le sol.

Tronc.

Raidi. — Tronc mis en extension complète formant un bloc rigide. Epaules projetées en arrière par le rapprochement, *au maximum*, du bord interne des deux omoplates, le long de la colonne vertébrale, tête immobilisée dans le plan vertical du corps, reins creusés par une forte contraction des muscles du massif lombaire qui fixent solidement la base de la colonne vertébrale sur le bassin en *provoquant une ensellure.*

1/4 Salutation. — Pour les *salutations, courbes raidies* et *éventails*, le corps est placé dans la position fixe sur le plan vertical à 90° d'une circonférence. Reins creusés, jambes tendues, flexion du tronc *en avant* par un angle de 60°.

1/2 Salutation. — Reins creusés, jambes tendues, flexion du tronc *en avant* par un angle de 40°.

Salutation. — Reins creusés, jambes tendues, flexion du tronc *en avant* par un angle se rapprochant le plus de 0°.

1/4 Courbe raidie. — Reins creusés, jambes tendues, flexion du tronc *en arrière* par un angle de 110°.

1/2 Courbe raidie. — Reins creusés, jambes tendues, flexion du tronc *en arrière* par un angle de 130°.

3/4 Courbe raidie. — Reins creusés, jambes tendues, flexion du tronc *en arrière* par un angle de 150°.

Courbe raidie. — Reins creusés, jambes tendues, flexion du tronc *en arrière*, au maximum.

1/4 Eventail droit. — Reins creusés, jambes tendues, flexion *latérale droite* du tronc par un angle de 60°.

1/2 Eventail droit. — Reins creusés, jambes tendues, flexion *latérale droite* du tronc par un angle de 40°.

Eventail droit. — Reins creusés, jambes tendues, flexion *latérale droite* du tronc par un angle de 20°.

1/4 Eventail gauche. — Reins creusés, jambes, tendues, flexion *latérale gauche* du tronc par un angle de 120°.

1/2 Eventail gauche. — Reins creusés, jambes tendues, flexion *latérale gauche* du tronc par un angle de 140°.

Eventail gauche. — Reins creusés, jambes tendues, flexion *latérale gauche* du tronc par un angle de 160°.

Redressement. — Retour à l'attitude debout dans le plan vertical du tronc, après la flexion en avant (salutation), en arrière (courbé raidie), latérale droite ou gauche (éventail).

Entonnoir. — Mouvement combiné des salutations, courbes raidies, éventails droit et gauche, autour de l'articulation du bassin, le tronc jouant dans le plan d'un entonnoir, à sommet inférieur.

Couché. — (Voir position fondamentale, tronc raidi).

Couché, face. — Corps allongé, raidi sur la poitrine en avant.

Couché, droit. — Corps allongé, raidi sur le côté droit avec point d'appui sur la main droite et le pied droit.

Couché, gauche. — Corps allongé, raidi sur le côté gauche avec point d'appui sur la main gauche et le pied gauche.

Chute. — Pied (droit ou gauche). Transverse (avant ou arrière). Crochet appuyé. Salutation. Au commandement de *Chute*, l'exécutant prend immédiatement la position dont les mouvements sont décomposés par les termes ci-dessus avec une distance de *deux* longueurs de pied.

Chute fendue. — Même mouvement, mais avec une distance de *trois* longueurs de pied pour la fente.

Chute liée ou Chaîne. — Les exécutants se tiennent fortement les uns les autres par les mains solidement liées entr'elles et placées à la hauteur du bassin. Les bras ainsi tendus et liés entr'eux servent de point d'appui à d'autres élèves pour des salutations, des courbes raidies ou des éventails. Les bras servent ainsi de poutre. La chute liée est toujours *fendue*.

Torsion. — Torsion du tronc sur le bassin immobilisé. La ligne des épaules abandonne le plan du bassin passant par la ligne horizontale de l'étoile (0° 180°) pour se porter tour à tour sur le plan vertical et sur les plans obliques de l'étoile.

(A suivre.)

1/2 Torsion droite avant ou torsion droite transverse avant. — L'épaule droite se place dans le plan oblique avant de l'étoile par 45°.

Torsion droite avant. — L'épaule droite se place dans le plan antérieur de l'Etoile par 90°.

1/2 Torsion droite arrière ou torsion droite transverse arrière. — L'épaule droite se place dans le plan oblique arrière de l'étoile par 315°.

Torsion droite arrière. — L'épaule droite se place dans le plan postérieur de l'étoile par 270°.

Torsion gauche transverse avant. — L'épaule gauche se place dans le plan oblique de l'étoile par 135°.

Torsion gauche avant. — L'épaule gauche se place dans le plan de l'étoile à 90°.

Torsion gauche transverse arrière. — L'épaule gauche se place dans le plan de l'étoile à 225°.

Torsion gauche arrière. — L'épaule gauche se place dans le plan de l'étoile à 270°.

Retour. — Détorsion du tronc, avec reprise de la position initiale avant le mouvement.

Balance. — Le corps raidi et immobilisé dans une attitude d'équilibre prend un point d'appui fixe sur le bassin, soit à l'aide d'une jambe tendue et appliquée sur le sol par le pied, l'autre jambe étant soulevée en *fléau* arrière; soit à l'aide d'un banc, d'une poutre ou d'un objet rigide, l'élevant au-dessus du sol. Dans cette attitude le corps forme un système de balance dont les deux bras de levier, le tronc et les jambes sont en équilibre sur le point d'appui pris sur le bassin.

Balance couché, dos. — Le corps raidi est allongé sur un point d'appui, banc, poutre, etc., et placé ainsi en équilibre sur le dos au-dessus du sol. Une lutte s'établit entre le segment antérieur du corps *(bras, tête et tronc)* et le segment postérieur *(cuisses et jambes)*.

2

Balance couché, face. — Même équilibre sur l'abdomen.

Balance appuyée. — Même attitude que balance couchée (dos et face) avec jambes raidies et pieds tenus par un agrès ou à main d'homme.

Balance debout, droite. — Le corps ayant été placé en chute sur la jambe droite pliée à angle droit, la jambe gauche ayant été tendue fortement rigide en arrière est soulevée. Le point d'appui est ainsi pris sur le bassin par la jambe droite posée à terre, en flexion.

Balance debout, gauche. — Même attitude sur la jambe gauche. Le premier coureur du groupe : *Au but*, de Boucher, est placé en *balance debout gauche*, avec bras en *croix*.

Arc. — Les bras étant tendus en haut en « *invocation* », la courbe raidie s'accentue jusqu'au point où la tête vient se placer au-dessous du siège, les bras sont tendus en bas, les mains touchant le sol.

Lutte dorsale. — Deux opposants se placent dos à dos, les omoplates se touchant, ainsi que les deux occiputs, les mollets et les talons. Dans cette attitude de départ, les deux partenaires placent leurs bras en croix et se prennent par les mains. L'un d'eux s'incline en avant en salutation (1/4, 1/2 ou entière) en abaissant légèrement ses bras en avant; il tend ainsi les muscles des épaules et de la poitrine de son opposant qui se trouve placé en courbe raidie. Un mouvement alternatif de va et vient fait passer tour à tour les deux opposants en courbe raidie et en salutation. Il agit alternativement sur les muscles de la région dorso-lombaire et abdomino-pectorale en *courbe raidie*, et dorso-lombaire et fémoro-tibiale en *salutation*. Il faut procéder avec beaucoup de prudence à cet exercice qui peut déchirer les fibres musculaires du pectoral s'il est exécuté par à-coup et violemment ; l'opposant en *salutation* attire à lui les bras de l'opposant en *courbe raidie*. La traction doit être douce et lente, c'est alors un excellent exercice d'extension de la cage thoracique.

1/4 Salam. — Jambes tendues, bras en invocation, flexion du corps en avant, le bout des doigts venant se placer devant la rotule, au genou, le dos arrondi sans contraction des muscles lombaires.

1/2 Salam. — Jambes tendues, bras en invocation, flexion du corps en avant, le bout des doigts venant se placer au milieu du tibia entre la rotule et le cou-de-pied, le dos arrondi sans contraction des muscles lombaires.

Salam. — Jambes tendues, bras en invocation, flexion du corps en avant, le bout des doigts venant toucher la pointe des pieds (medius — orteils), le dos arrondi sans contraction des muscles lombaires.

1/4 Salam raidi. — Jambes tendues, bras en invocation, reins creusés, dos raidi, le tronc s'incline en avant en *salutation* et en bloc rigide, les mains venant se placer dans le plan horizontal, en *appel.*

1/2 Salam raidi. — Jambes tendues, bras en invocation, reins creusés, dos raidi, le tronc incliné en avant en *salutation* et en bloc rigide, les bras venant se placer dans le plan oblique de *tendu en avant.*

Salam raidi. — Jambes tendues, bras en invocation, reins creusés, dos raidi, le tronc s'incline en avant en salutation et en bloc rigide, jusqu'à ce que les mains viennent toucher le sol et le plus loin possible de la pointe des pieds.

Plongeon. — Les mains reposant sur le sol, le corps est renversé de bas en haut, la tête en bas, les pieds reposant sur un appui : paroi d'un mur ou barres d'un espalier ou dans les mains d'un opposant qui se tient debout en invocation derrière l'exécutant. Tout le poids du corps porte sur les bras.

Pirouette. — Dans l'attitude « plongeon » les jambes sont projetées en avant, le corps tourne ainsi sur l'articulation de l'épaule, les pieds viennent toucher le sol au devant des mains. La colonne vertébrale est en flexion maximum, le corps en arc forme l'arche d'un pont. Redressement du tronc sur les jambes avec ou sans appui des mains au mur, à l'espalier ou aux mains de l'opposant.

Bras.

Tendu. — Bras tendus en bas, faces palmaires tournées en dedans, vers la cuisse.

Tendu arrière. — Bras tendus en bas, fortement projetés en arrière du corps.

Tendu avant. — Bras tendus fortement projetés en avant du corps entre la position *tendu* et *appel*.

Tendu ouvert. — Bras tendus et ouverts latéralement entre la position *tendu* et *croix*.

Tendu appuyé. — Bras tendus, mains appuyées sur deux soutiens rigides, pieds reposant sur le sol.

Tendu arrière, appuyé. — Bras tendus en arrière, mains appuyées sur deux soutiens rigides, pieds reposant sur le sol.

Tendu avant, appuyé. — Bras tendus en avant, mains appuyées sur deux soutiens rigides, pieds reposant sur le sol.

Tendu suspendu. — Bras tendus, mains appuyées sur deux soutiens rigides, pieds ne reposant pas sur le sol.

Tendu arrière suspendu. — Bras tendus en arrière, mains appuyées sur deux soutiens rigides, pieds ne reposant pas sur le sol.

Tendu avant, suspendu. — Bras tendus en avant, mains appuyées sur deux soutiens rigides, pieds ne reposant pas sur le sol.

Hanche. — Les mains ouvertes reposant sur les hanches, le pouce dirigé en arrière.

Aile. — Bras tendus en croix, avant-bras pliés verticalement à angle droit sur les bras, mains ouvertes, faces palmaires tournées en avant.

Aile appuyée. — Les deux bras placés en aile, les mains appuyées, les pieds reposant sur le sol.

Aile suspendue. — Les deux bras placés en aile, les mains appuyées, les pieds ne reposant pas sur le sol.

Aile avant. — Bras tendus en croix, avant-bras pliés à angle droit sur les bras et inclinés horizontalement en avant, mains ouvertes, faces palmaires tournées vers le sol.

Aile avant, appuyée. — Les deux bras placés en aile avant, les mains appuyées, les pieds reposant sur le sol.

Aile avant, suspendue. — Les deux bras placés en aile avant, les mains appuyées, les pieds ne reposant pas sur le sol.

Aile fermée. — Bras tendus en croix, avant-bras complètement pliés sur les bras, faces palmaires tournées vers le sol, l'extrémité des médius venant se rencontrer sur le sternum, à la hauteur de la clavicule.

Aile fermée, appuyée. — Les deux bras placés en aile fermée, mains appuyées sur un support, les pieds reposant sur le sol.

Aile fermée, suspendue. — Les deux bras placés en aile fermée, mains appuyées sur un support, les pieds ne reposant pas sur le sol.

Aile baissée. — De la position *tendu* (bras tendus en bas), flexion latérale de l'avant-bras sur le bras, l'extrémité des doigts venant s'appliquer au moignon de l'épaule par leur face palmaire, avec forte projection des épaules en arrière.

Aile pliée. — De la position *tendu* (bras tendu en bas), flexion de l'avant bras sur le bras en avant, formant un angle droit avec le bras. Épaules rejetées en arrière. Attitude des bras prise dans le pas gymnastique.

Aile pliée appuyée. — Les deux bras placés en *aile pliée*, mains appuyées sur un support, les pieds reposant sur le sol.

Aile pliée suspendue. — Les deux bras placés en *aile pliée*, mains appuyées sur un support, les pieds ne reposant pas sur le sol.

Ailes Moulin. — Rotation alternative des bras en avant et en arrière. Cet exercice s'exécute au moyen d'une barre légère et rigide ou sans barre. Le mouvement se produit de la façon suivante : la barre étant tenue au bout des doigts en *appel ouvert*,

Invocation du bras droit, *croix* du bras gauche. Rotation de la barre dans le dos, alors les bras sont placés en *tendu arrière*, puis nouvelle rotation, le bras gauche est mis en *invocation* et le bras droit en *croix*, nouvelle rotation des bras en avant et remise de la barre au point de départ en *appel ouvert*.

Fronde. — Mouvement de rotation du bras tournant autour de l'articulation de l'omoplate comme une fronde autour du poignet. Ce mouvement se décompose en *Fixe — Appel — Invocation — Croix — Arrière — Tendu arrière — Fixe*.

Appel. — Bras tendus horizontalement en avant, à la hauteur des épaules, séparés entre eux de la largeur du tronc, faces palmaires tournées en dedans.

Appel ouvert. — Bras tendus en avant comme en *appel* mais ouverts en forme de V. Position intermédiaire entre celle d'*appel* et de *croix*.

Appel appuyé. — Les deux bras raidis tendus en avant, les mains prennent un point d'appui fixe, les pieds reposant sur le sol.

Appel suspendu. — Les deux bras raidis tendus en avant, les mains prenant un point d'appui fixe, les pieds ne reposant pas sur le sol. (Cette attitude est très difficile, si non impossible à prendre.)

Invocation. — Bras tendus en haut, de la largeur des épaules, faces palmaires tournées en dedans, au-dessus de la tête.

Invocation ouverte. — Bras tendus en haut, dans la même attitude qu'*invocation* mais ouverts en forme de V. Position intermédiaire entre *Invocation* et *Croix*.

Invocation appuyée. — Les deux bras raidis tendus en haut, mains appuyées sur une ou deux poutres, ou un autre agrès, les pieds reposant sur le sol.

Invocation suspendue. — Les deux bras raidis tendus en croix, les mains suspendues à un point d'appui, les pieds ne reposant pas sur le sol.

Drapeau. — Le *drapeau* est une des formes de l'invocation suspendue. Les bras étant placés en invocation, les mains saisissent fortement un mât vertical immobilisé. Le corps est alors soulevé en éventail et horizontalement sur les bras tendus perpendiculairement au mât.

Croix. — Bras tendus latéralement en croix, à la hauteur des épaules, formant un angle droit avec l'axe du corps, faces palmaires tournées en avant.

Croix arrière. — Bras placés en croix mais fortement projetés en arrière. Position d'intermédiaire entre *croix* et *tendu arrière.*

Croix appuyée. — Les deux bras raidis tendus en croix, mains appuyées sur deux poutres, les pieds reposant sur le sol.

Croix suspendue. — Les deux bras raidis tendus en croix, les mains appuyées sur deux poutres, les pieds ne reposant pas sur le sol.

Double croix accouplée. — Deux opposants se placent dos à dos, omoplate contre omoplate, ils tendent leurs bras en croix, se prennent par les mains et se lient ainsi en un bloc, pour la lutte dorsale ou pour des mouvements d'équilibre.

Nuque. — De la position *croix* et en passant par *aile,* flexion latérale des avant-bras sur les bras, bout des doigts venant, par leur face palmaire, se rencontrer et appuyer sur la nuque ; la tête raidie faisant opposition à la poussée des mains en avant ; mains ouvertes fortement tendues.

Front. — Même mouvement de flexion des avant-bras sur les bras, bout des doigts venant se rencontrer et appuyer sur le front par leur face palmaire, mains ouvertes fortement tendues.

Mains.

Palmaire avant. — La paume des mains ouvertes dirigée en *avant,* dans la position *fixe, tendu.*

Palmaire interne. — La paume des mains ouvertes dirigée en *dedans,* les deux paumes des mains se faisant face.

Palmaire externe. — La paume des mains ouvertes dirigée en *dehors*, le dos des deux mains opposé l'un à l'autre.

Palmaire arrière. — La paume des mains ouvertes dirigée en *arrière*, dans la position *fixe, tendu*.

Palmaire sol. — La paume des mains ouvertes dirigée *vers le sol.*

Palmaire ciel. — La paume des mains ouvertes dirigée *vers le ciel.*

Palmaire debout. — La paume des mains ouvertes dirigée en avant, la main fléchie en haut et dressée à angle droit sur le poignet, bras tendus en avant dans l'attitude *appel, croix, invocation*, etc.

Palmaire baissé. — La paume des mains ouvertes dirigée en avant, la main fléchie en bas et abaissée à angle droit sur le poignet, bras tendu en avant dans l'attitude *appel, croix, invocation*, etc.

Battoir. — Mouvement alternatif d'extension et de flexion des mains en *palmaire debout* et en *palmaire baissé*.

Tête.

Menton fixe. — Menton placé dans le plan horizontal.

Tête raidie. — Tête tendue fortement dans le plan vertical du corps.

Tête avant. — Tête tendue en avant.

Tête arrière. — Tête tendue en arrière.

Tête droite. — Tête tendue à droite.

Tête gauche. — Tête tendue à gauche.

Tête entonnoir. — Tête faisant un mouvement de circumduction et passant par les positions *avant, droit, arrière, gauche, avant.*

Mouvements généralisés, Équilibres, Sauts, Marche rampée.

Mouvements généralisés, mettant en action directe les mains, les bras, le tronc, les jambes et les pieds.

Gladiateur. — Attitude prise dans la position de la statue du

Gladiateur (Musée du Louvre) *(crochet appuyé droit, 1/2 salutation — Invocation gauche — Tendu arrière droit)*. L'attitude du
corps du *Gladiateur* peut servir de position fondamentale pour
les mouvements des bras qui peuvent être placés en *invocation,
invocation ouverte, aile, aile baissée, aile fermée, aile pliée, aile
avant, nuque, hanche, croix, croix ouverte, tendu arrière, tendu
avant, appel ouvert, tendu ouvert*, etc.

Escrimeur. — Attitude prise dans la fente maximum en escrime
pour le corps. Cette attitude peut servir de position fondamentale
pour les mouvements des bras. La tenue de cette position fondamentale est plus pénible que celle du *Gladiateur*, à cause de la
fente maximum des jambes.

Cubiste. — Le corps renversé, la tête en bas, est mis en équilibre sur les bras, les mains reposant sur le sol, les jambes sont
projetées en avant, les pieds placés en suspension au-dessus de la
tête. Le corps a l'aspect d'un point d'interrogation dont la courbe
supérieure est formée par le tronc et les jambes en arc et le point
lui-même par les bras et les mains tendues en bas.

Roue. — De la position debout, invocation, fente gauche, incliner
le corps en éventail, au maximum, à droite, de façon à ce que la
main droite vienne toucher le sol, la jambe gauche est mise
en fléau, basculer alors vivement et faire la roue autour de la tête
placée en bas, les jambes pivotent alternativement sur le bras
droit et sur le bras gauche ; le corps se redresse par une forte
extension latérale du tronc. Répéter le mouvement en partant à
gauche.

Équilibriste. — Les mouvements d'équilibre sur les jambes ont
pour effet d'assouplir l'articulation du bassin en fortifiant les
muscles du massif dorso-lombaire et cervico-dorsal, en même
temps que les muscles du quadriceps fémoral et des jumeaux, aux
mollets. Dans les mouvements d'équilibre la tête et le tronc doivent toujours rester dans le plan vertical, c'est-à-dire perpendicu-
laire à l'horizontale ; la tête doit être immobilisée dans ce plan,

tous les mouvements de décomposition des forces se passent dans l'articulation du bassin, qui représente l'articulation à la cardan des lampes de navire restant toujours verticales au roulis et au tangage. Pour forcer la tête à ne pas abandonner le plan vertical on peut placer un petit objet sur son sommet et agir de façon à ce qu'il ne tombe pas à terre. Imiter en cela les équilibristes et les prestigiditateurs.

Pour fixer le fait voici comme exemple une formule d'équilibre de plain pied sur le sol : Tracer sur le sol une ligne droite de quatre à cinq mètres (dans une chambre utiliser les raies entre les planches), — *Pied droit avant uni — fixe — croix — fléau droit avant — transverse — arrière — pied droit arrière uni.* Agir de même avec la jambe gauche les bras restant toujours en croix et la tête dans le plan vertical. Au moment où la jambe se porte en arrière, *en fléau arrière,* une traction très vive doit se faire sentir dans les muscles lombaires, les reins sont alors très creusés pour empêcher la tête de tomber en avant et de faire ainsi contre-poids à la jambe. Le tronc doit être projeté en arrière, en *courbe raidie.*

Génie. — Position du *Génie de la Bastille,* en équilibre sur un pied ou sur la pointe d'un pied.

Dans cette attitude en équilibre très difficile à maintenir, on peut établir une position fondamentale pour les mouvements des bras. L'exercice est rendu difficile en raison du retrécissement du point d'appui pris sur le sol par les pieds. Relativement facile sur la plante des pieds, là difficulté devient plus grande sur la *1/2 pointe,* et plus grande encore sur la *pointe.*

Sauts. — Dans la chute du saut le buste doit rester toujours vertical de façon à laisser les bras libres. Il faut que le sauteur soit toujours maître de ses mouvements pour le redressement du corps. Toute la décomposition des forces doit porter sur l'articulation du bassin et sur l'articulation des genoux. Le sauteur doit s'habituer à tomber dans la verticale et dans l'aire la plus restreinte possible que lui offre le sol ou la nature du terrain. Les bras ne doivent pas être projetés en avant, car ils peuvent rencontrer un obstacle et y heurter avec les mains. D'autre part le poids des bras déplace le centre de gravité et tend à faire basculer le corps en avant, d'où chute sur la figure. L'idéal pour le sauteur consisterait à savoir sauter dans un tonneau et à y tomber verticalement sans en toucher les bords.

L'attention du maître doit donc être particulièrement portée sur la position de la chute qui doit se faire ainsi que suit : *buste vertical, bras tendus en bas le long du corps, jambes à demi fléchies en losange demi-pointé sur le bout des pieds.* Le redressement des jambes s'opère par l'action des orteils, des mollets, des muscles extenseurs de la cuisse et du dos, le buste demeurant toujours dans le plan vertical et n'*ondulant* pas sur lui-même de bas en haut pour s'élever. On doit s'entraîner à la chute des sauts, par des sauts sur place en *1/2 pointé losange.* Le commandement s'énonce comme suit : *1/2 pointé — losange, sauté —* Quand le saut se fait en avant, le commandement s'énonce : *1/2 pointé — losange sauté avant.* L'attitude de départ du saut et le saut lui-même s'énoncent : *Fixe — 1/2 pointé — losange sauté — Fixe.*

Losange sauté. — Attitude de fixe, bras tendus en bas, buste fixé dans le plan vertical, 1/2 pointé sur le bout des pieds — jambes pliées et entr'ouvertes en losange, saut sur place sur la pointe des pieds.

Losange sauté avant. — Même attitude que losange sauté, avec saut en avant.

Losange sauté droit. — Même attitude que losange sauté avec saut par côté, à droite.

Losange sauté gauche. — Même attitude que losange sauté avec saut par côté, à gauche.

Grenouille ou losange fermé sauté. — Flexion complète des jambes, le buste fixé dans le plan vertical, saut sur place.

Grenouille avant ou losange fermé sauté avant. — Même attitude avec saut en avant.

Grenouille droite ou losange fermé sauté droite. — Même attitude, avec saut par côté, à droite.

Grenouille gauche ou losange fermé sauté gauche. — Même attitude avec saut par côté, à gauche.

Pentagone sauté. — Buste vertical, bras tendus en bas, saut sur place sur la pointe des pieds.

Taupe. — Marche accroupie sur le sol et rampée à quatre pattes alternée avec une progression rampante, le corps allongé sur le sol, progressant alternativement sur les bras et sur les jambes.

Affût. — Dans la position de taupe, se placer en position allongée latérale gauche ou droite en faisant le simulacre de viser à l'affût avec un fusil ou de se traîner latéralement sur les bras et les jambes.

Mouvements aux agrès.

Serpent. — Cet exercice se fait au cadre en bois, agrès suédois, formé comme un damier dont les cases seraient évidées et dans lesquelles ramperait le corps passant ainsi de case en case, dans diverses directions, en s'aidant des mains, des bras, du tronc et des jambes.

Serpent vertical. — Progression dans les carrés du cadre de bas en haut et de haut en bas.

Serpent horizontal. — Progression latérale de droite à gauche et de gauche à droite.

Serpent oblique. — Progression latéro-verticale, droite et gauche.

Grimpé. — Action de grimper à la poutre ou à la corde simple ou double. Ne jamais grimper à la seule force des bras ; s'aider toujours des jambes.

PLAN D'UNE LEÇON DE GYMNASTIQUE

L'établissement d'un plan de leçon de gymnastique est fort laborieux. C'est au plan d'une leçon qu'on reconnaît la valeur du professeur. Jusqu'à ce jour aucun plan n'a été établi dans les leçons pour l'application du mouvement physique. Il m'a donc paru nécessaire de fixer les grandes lignes qui pourront servir, à un moment donné, aux maîtres chargés de l'enseignement physique. Avant d'aller plus loin je ne saurais trop appeler à nouveau l'attention sur l'importance capitale des six principes essentiels sur lesquels toute leçon doit être basée :

1° **La Position fondamentale**, c'est-à-dire la valeur du *point d'appui* des bras de levier du corps mis en action par la puissance musculaire. La *Position fondamentale* s'établit d'après la *valeur des angles* par lesquels passent les bras de levier actionnés et le *déplacement du centre de gravité ;*

2° **La Force**, c'est-à-dire le *poids* à soulever par le bras de levier. Le poids du segment qui forme le bras de levier suffit au travail musculaire ; on peut l'augmenter avec des haltères, des mils, etc., ou des *opposants*. La *Force* se calcule au gramme;

3° **La Durée**, c'est-à-dire le *temps* consacré à l'exercice dont la durée est en raison directe du degré de l'entraînement et de l'intensité du mouvement. La *Durée* se calcule à la *minute ;*

4° **La Rapidité**, c'est-à-dire le *rythme* donné au mouvement qui est plus ou moins vif ou plus ou moins lent. La *Rapidité* se calcule à la *seconde ;*

5° **La Répétition**, c'est-à-dire le *rappel* du mouvement par une exécution d'un même mouvement plusieurs fois renouvelé. La *Répétition* se calcule d'après la *quantité* des mouvements ;

6° **La Combinaison**, c'est-à-dire l'*association* des mouvements entr'eux d'après leur valeur par rapport au travail généralisé des muscles. La *Combinaison* se calcule d'après la *qualité* des mouvements.

Pour bien fixer les idées sur la valeur pédagogique d'une bonne méthode en gymnastique, j'ai établi un tableau synoptique de cours de gymnastique pour homme ; ce tableau renferme la progression quantitative et qualitative des mouvements à faire exécuter d'après l'âge et d'après l'entraînement des exécutants.

Le rythme des mouvements est indiqué en secondes ; il comprend la *tenue* et l'*action*. Le commandement pour *deux* secondes s'énonce 1 — 2 — 3 ; la première seconde étant placée entre 1 et 2 et la seconde entre 2 et 3 ; pour *trois* secondes, il s'énonce 1 — 2 — 3 — 4, etc., etc.

Le tableau synoptique est établi, d'après ces données pour cinq cours de gymnastique appliquée :

1° Cours élémentaire pour enfants de 7 à 10 ans ;

2° Cours primaire pour enfants de 10 à 14 ans ;

3° Cours secondaire pour adolescents de 14 à 18 ans ;

4° Cours supérieur pour jeunes gens de 18 à 24 ans ;

5° Cours athlétique pour adultes de 24 à 35 ans.

Le nombre des mouvements a été réglé *quantitativement* et *qualitativement*, en accordant surtout une prépondérance aux mouvements qui ont une action bien définie sur les muscles extenseurs du massif musculaire dorso-lombaire et sur les mouvements généralisés en position d'équilibre qui agissent sur un grand nombre de muscles à la fois. Tous les mouvements d'équilibre sont établis sur des positions fondamentales-base, recherchées et fixées d'avance.

Les exercices ayant une action directe sur les poumons et sur le cœur ont été réglés d'après leur durée et la difficulté de leur exécution. C'est ainsi que sont réglés : 1° les sauts d'après leur nature, d'après la répétition et d'après la hauteur ; 2° les courses d'après leur nature, la distance à parcourir et le temps.

Le nombre et la difficulté des mouvements ont été établis et réglés sur nature sur des enfants, des adolescents, des adultes et des athlètes.

Nous ne prétendons pas avoir fixé en cela la question de l'enseignement physique ; aussi, n'est-ce qu'à titre d'exemple documentaire que nous publions ce *Précis*. Chaque maître reste libre de son cours ; la pédagogie est affaire de tempérament et d'intuition autant que de science.

Respiration et Attention.

Le *tour* d'une leçon de gymnastique est l'ensemble des mouvements qu'on peut faire exécuter dans un minimum de temps. Une leçon peut être composée d'un seul tour et, dans ce cas, le temps du tour varie d'après l'âge et le degré de l'entraînement des exécutants, entre 5 minutes pour les enfants de 7 à 10 ans et 35 minutes pour les athlètes adultes. Ou bien la leçon peut être composée de deux ou trois tours et alors la leçon dure plus longtemps. Le professeur est seul juge de l'utilité de répéter les tours, c'est-à-dire d'allonger la séance en faisant répéter l'ensemble de la leçon ou en faisant porter particulièrement son action sur une des sept parties dont la leçon type est composée selon qu'il juge devoir agir plus spécialement sur telle ou telle région musculaire du corps. L'élasticité de ce procédé permet ainsi de savoir exactement où l'on va parce qu'il permet de voir d'avance le but qu'on veut atteindre. Au cours même d'une classe et pour *détendre* un instant l'*attention* des élèves, le maître peut détacher une des sept parties de la leçon. Les exercices qu'il devra surtout faire exécuter sont ceux qui dilatent la poitrine par des mouvements d'inspiration profonde, à l'aide de l'élévation des bras.

Un bon maître doit savoir qu'il existe un antagonisme absolu entre la respiration intense et l'attention soutenue. Respirer profondément et rapidement c'est atténuer le pouvoir d'attention. De même, il existe une opposition absolue entre la musculation et la cérébration, c'est-à-dire entre le travail musculaire, *surtout quand ce travail provoque une respiration intense*, et le travail cérébral. *Vice versa* tout travail cérébral intense diminue le pouvoir d'action musculaire et surtout l'amplitude respiratoire.

En appliquant méthodiquement à leurs élèves ces principes de psycho-dynamie pédagogique, les maîtres obtiendront de meilleurs résultats scolaires. Il faut pour cela qu'ils sachent doser la respiration d'après l'effort cérébral à provoquer, ainsi que je l'ai établi ailleurs [1]. L'influence d'une bonne respiration ne s'arrête pas seulement au cerveau et aux travaux intellectuels ; elle s'étend aussi sur toute l'économie et facilite les échanges nutritifs cellulaires les plus profonds et les plus intimes. C'est par le développement rationnel de la cage thoracique que s'obtient la beauté dans la forme du corps. C'est en effet de la chaufferie pulmonaire que part toute force évolutive, grâce à l'oxygénation plus profonde du sang. Il y a donc nécessité absolue à ce que les professeurs, non seulement de gymnastique, mais aussi et surtout les professeurs de tous les cours pédagogiques, de même que tous les instructeurs militaires connaissent ces principes de psycho-dynamie et sachent les appliquer rationnellement. Une bonne méthode pédagogique scolaire ou militaire ne peut être basée que sur la connaissance complète des phénomènes et des réactions respiratoires psychodynamiques et cela afin de mieux développer l'individu en force, en beauté et en savoir.

(A suivre.)

---

[1]. — Tissié : *L'Éducation Physique,* chapitres " Gymnastique Pédagogique " et " Gymnastique Médicale ". — Paris, Larousse, 1903.

Le **Commandement** des mouvements a une grande importance. Il doit être bref, très net et très compréhensible, d'où nécessité de condenser le commandement dans un mot formant image, facile à comprendre de tous. Pour fixer les idées à cet égard j'ai composé les cinq leçons à l'aide de la terminologie établie plus haut. Je me suis appliqué à rendre ces leçons aussi pratiques que possible en n'utilisant que le corps humain lui-même comme agrès de gymnastique.

Tous les mouvements sont exécutés de plain-pied. Ces mouvements peuvent servir à toutes les personnes qui désirent s'entraîner chez elles sans agrès. Les commandements des mouvements individuels qui sont enclavés entre deux parenthèses peuvent être remplacés, au gré du professeur, par d'autres mouvements collectifs à deux exécutants accouplés. Ces exercices sont placés entre parenthèses à la suite de la partie de la leçon ainsi modifiée. Les courses peuvent être pratiquées dans un corridor. On peut utiliser les marches d'escalier pour provoquer l'essoufflement en les montant et en les descendant.

Le tableau synoptique suivant donne un résumé synthétique des diverses parties dont un tour de leçon de gymnastique rationnelle doit être composé.

Le commandement de *Fixe* souligné à la fin de chaque série ne compte pas au nombre des mouvements établis dans le tableau synoptique.

Les chiffres romains placés devant chaque alinéa des formules indiquent la partie de la leçon localisant les mouvements aux divers segments du corps.

3

TABLEAU SYNOPTIQUE DE COURS DE GYMNASTIQUE POUR HOMME

Progression quantitative et qualitative des mouvements à faire exécuter d'après l'âge et le degré de l'entraînement.

	7 à 10 ans	10 à 14 ans	14 à 18 ans	18 à 24 ans	24 à 35 ans
Âge					
Rythme du mouvement en secondes	2"				
Durée minima d'une leçon complète en minutes	10' à 20'	20' à 40'	30' à 50'	40' à 60'	60' et au-des'
I. Bras et abdomen, région anter"	8	10	16	18	22
II. Région dorso-lombaire et abdomino-lombaire alternativement	12	17	20	24	36
III. Régions latérales du tronc	8	6	10	15	18
IV. Jambes et bras, en action combinée	4	6	8	14	18
V. Généralisation des mouvements par équilibre sur les pieds	8	12	16	24	26
VI. Poumons et cœur. Mouvements provoquant l'essoufflement: Par losanges sautés	5	5	5	5	5
— sauts en hauteur { Nombre	5	3	4	5	6
Hauteur	0"20 à 0"30	0"30 à 0"50	0"60 à 0"90	0"90 à 1"	1" et au-dessus
— sauts en longueur { Nombre	2	3	4	5	6
Longueur	1" à 1"50	1"50 à 3"	3" à 4"50	4"50 à 5"	5" et-au-dessus
Sauts en largeur de côté : Nombre	2	3	6	5	6
Courses plates, au pas gymnastique : Distance	30m / 30m	50m / 50m	80m / 80m	100m / 100m	150m / 150m
Courses avec obstacles au pas gymnastique { Distance / Nombre des obstacles à franchir / Hauteur des obstacles à franchir	3	5	8	10	15
VII. Action sédative sur l'essoufflement et sur les battements du cœur. Mouvements	4	8	8	10	12
TOTAUX des mouvements d'assouplissement	83	75	95	125	155
Durée approximative du premier tour d'une leçon	5'	10'	15'	25'	35'

FORMULAIRE

I

COURS ÉLÉMENTAIRE

Enfants de 7 à 10 ans.

Force. — Aucun poids aux mains.

Durée. — Séance complète de dix à vingt minutes.

Rapidité. — Rythme du mouvement : 2 secondes.

Répétition. — Répétition selon le degré de l'entraînement d'après l'état général de vigueur ou de fatigue des exécutants, l'effet physiologique qu'on veut provoquer et le résultat qu'on veut obtenir.

Combinaison. — Combinaisons de mouvements très faciles et surtout amusants, ne provoquant pas une trop grande attention de l'esprit pour les établir. Se rappeler qu'il y a antagonisme entre le pouvoir d'attention et le pouvoir de respiration.

Formules.

I. — Fixe. — Tendu arrière. — Invocation. — 1/4 Courbe raidie. — Redressement. — Nuque. — Croix. — Tendu arrière. — *Fixe.*

II. — Fixe. — Hanche. — 1/4 Salutation. — Redressement. — Pied droit ou gauche transverse. — Nuque. — 1/2 Salutation. — Redressement. — Invocation. — Salam. — Redressement. — Croix. — *Fixe.*

III. — Fixe. — Nuque. — Éventail droit. — Redressement. —

Éventail gauche. — Redressement. — 1/2 Torsion droite avant, retour. — 1/2 Torsion gauche avant, retour. — *Fixe.*

IV. — Fixe. — Hanche. — 1/2 Pointe, losange. — Tendu. — *Fixe.*

V. — Fixe. — Nuque. — Fléau droit avant. — Équerre. — Fléau gauche avant. — Équerre. — 1/2 Pointé, losange. — Équerre. — *Fixe.*

VI. — 5 losanges sautés sur place. — 2 sauts en hauteur de 0ᵐ20 à 0ᵐ30. — 2 sauts en longueur de 1ᵐ à 1ᵐ50. — 2 sauts en largeur côté droit, côté gauche. — Course au pas gymnastique de 30 mètres sans obstacles. — Course au pas gymnastique de 30 mètres avec 3 obstacles de 0ᵐ20 à 0ᵐ30 chacun.

VII. — Fixe. — Appel. — Invocation. — Croix. — *Fixe.*

Total : 55 mouvements.

Durée du premier tour de la leçon : 5 minutes environ.

Le professeur peut faire répéter la leçon entièrement avec un second tour où ne fixer cette répétition que sur une des sept parties, selon les effets qu'il veut obtenir.

La leçon doit être surtout récréative. Une leçon de gymnastique de développement ne doit jamais être ennuyeuse.

II

COURS PRIMAIRE

Enfants de 10 à 14 ans.

Force. — Aucun poids dans les mains.

Durée. — Séance complète de vingt à quarante minutes selon l'entraînement.

Rapidité. — Rythme du mouvement : 3 secondes.

Répétition. — Répétition générale ou partielle des mouvements pour une durée de vingt à quarante minutes.

Combinaison. — Mouvements combinés faciles et amusants, demandant cependant un effort d'attention plus grand que pour les enfants de 7 à 10 ans.

Formules.

I. — Fixe. — Tendu arrière. — Croix. — Invocation. — Fente droite transverse. — 1/2 Courbe raidie. — Redressement. — Genoux 1/4 Courbe raidie. — Redressement. — *Fixe.*

Nota. — La Courbe raidie peut être prise en crochet appuyé, les bras peuvent être placés en Nuque — Aile — Hanche, etc.

II. — Fixe. — Fente gauche transverse. — Nuque. — 1/4 ou 1/2 Salutation. — Redressement. — Équerre. — Invocation. — Chute droite oblique avant. — Redressement, équerre. — Chute gauche oblique avant. — Redressement, équerre. — Salam. — Redressement. — [Salam raidi. — Redressement. — 1/4 Courbe raidie. — Redressement.] — *Fixe.*

Ou bien : [Double croix liée. — 1/4 lutte dorsale avant. — Redressement. — 1/4 lutte dorsale arrière. — Redressement.] — *Fixe.*

III. — Fixe. — Nuque. — 1/2 torsion gauche avant, retour. — 1/2 torsion droite avant, retour. — Invocation. — 1/2 Éventail droit. — Redressement. — 1/2 Éventail gauche. — *Fixe.*

IV. — Fixe. — Nuque. — 1/2 Pointé, losange. — Invocation. — Losange fermée. — Ailes baissées. — *Fixe.*

V. — Fixe. — Invocation. — 1/2 fléau droit ou gauche avant. — Latéral. — Arrière. — Équerre. — Chute gauche oblique avant. — Balance. — Redressement. — Équerre. — [Croix. — Fléau gauche ou droit.] — *Fixe.* Ou bien : [Double croix accouplée. — 1/2 fléau gauche accouplé. — Équerre.] — *Fixe.*

VI. — 5 losanges sautés sur place. — 3 sauts en hauteur de 0^{m}30 à 0^{m}60. — 3 sauts en longueur de 1^{m}50 à 3 mètres. — 3 sauts en largeur de côté à gauche et à droite (à volonté 2 à gauche, 1 à droite ou *vice versa*. — Course au pas gymnastique de 50 mètres sans obstacles. — Course au pas gymnastique de 50 mètres avec 5 obstacles de 0^{m}30 à 0^{m}40 de hauteur.

VII. — Fixe. — Tendu, arrière. — Appel. — Invocation. — 1/2 pointé. — Croix. — Tendu arrière. — Croix. — *Fixe.*

Total des mouvements : 75.

Durée du premier tour de la leçon : 10 minutes environ.

Le professeur peut faire reprendre la leçon en totalité ou en partie selon le degré de l'entraînement ou les effets locaux ou généraux qu'il veut obtenir.

Le saut de mouton peut être introduit dans les sauts en hauteur et en longueur. La chute des sauts combinés doit être toujours assurée en forme pure qui est : Buste vertical — tendu — losange — Fixe.

III

COURS SECONDAIRE

Pour adolescents de 14 à 18 ans.

Force. — Avec ou sans haltères — mils — ou poids quelconque augmentant le poids des bras et le travail des muscles de l'épaule, élévateurs des bras.

Haltères du poids de 1 kilogramme *au maximum*, placés à chaque main, petits mils ne dépassant pas le poids de 1 kilogramme.

Durée. — Séance complète de 30 à 50 minutes, selon l'entraînement.

Rapidité. — Rythme du mouvement : 4 secondes.

Répétition. — Alterner autant que possible les répétitions pour ne pas fatiguer ou ennuyer.

Combinaison. — Les combinaisons doivent porter sur un plus grand nombre de groupes musculaires et les mettre en fonction avec une difficulté progressive dépendante des degrés de l'entraînement et du résultat recherché par le professeur.

Formules.

I. — Fixe. — Tendu arrière. — Croix. — Aile. — Invocation. — Pied droit ou gauche transverse. — 1/2 courbe raidie. — Redressement. — Genoux. — 1/4 courbe raidie. — Redressement. — Crochet appuyé gauche. — Crochet appuyé droit. — Ailes baissées 1/2 courbe raidie. — Invocation. — Redressement. — *Fixe.*

II. — Fixe. — Fente gauche ou droite transverse. — Hanche. — 1/2 Salutation. — Redressement. — Croix. — Invocation. — Fente droite ou gauche oblique avant. — Chute. — Ailes baissées. — Invocation. — Redressement. — Équerre. — Salam. — Redressement. — Salam raidi. — Redressement. — [Croix. — Fente droite ou gauche transverse. — 1/2 courbe raidie.] — *Fixe.*

Ou bien [Double croix liée. — Lutte dorsale avant. — Arrière. — Chute liée ou chaîne pour le premier groupe ; 1/2 courbe raidie pour le second groupe. Et *vice versa*. — *En place Fixe.*

III. — Fixe. — Croix. — Fente droite transverse. — Torsion droite avant, retour. — Torsion gauche avant, retour. — Nuque. — Éventail droit. — Redressement. — Éventail gauche. — Redressement. — *Fixe.*

IV. — Fixe. — Nuque. — 1/2 Pointé, losange. — Invocation. — Losange fermé. — Redressement. — Pied droit ou gauche, équerre, transverse. — 1/2 pointé, pentagone. — *Fixe.*

V. — Fixe. — Croix. — Fléau (droit, gauche) avant. — Transverse arrière. — Équerre. — Invocation. — Chute (droite, gauche) transverse avant. — Ailes baissées. — Invocation. — Balance. — Ailes baissées. — Tendu arrière. — Fixe. — [Croix. — Fléau (droit, gauche) arrière. — 1/2 pointé.] — *Fixe.*

Ou bien : [Double croix liée. — Fléau gauche. — 1/2 Pointé. — Équerre.] *En place Fixe.*

VI. — 5 losanges sautés. — 4 sauts en hauteur de 0ᵐ 60 à 0ᵐ 90. — 4 sauts en longueur de 3 mètres à 4ᵐ 50. — 4 sauts en largeur de côté (deux à gauche, deux à droite, alternativement). — Course au pas gymnastique de 80 mètres sans obstacles. — Course au pas gymnastique de 80 mètres avec 8 obstacles de 0ᵐ 40 à 0ᵐ 70 de hauteur.

VII. — Fixe. — Tendu arrière. — Invocation. — Croix. — Tendu arrière. — Invocation. — Ailes fermées. — Croix. — *Fixe.*

Total des mouvements : 95.

Durée du premier tour de la leçon : 15 minutes environ. Le professeur peut faire reprendre la leçon en totalité ou en partie.

Les sauts de moutons peuvent être introduits dans les sauts combinés en hauteur et en longueur.

La chute doit être exécutée en forme pure ainsi qu'il est dit plus haut.

IV

COURS SUPÉRIEUR

Pour jeunes gens de 18 à 24 ans.

Force. — Avec ou sans haltères, mils, poids divers, ressorts à boudin, en caoutchouc, etc., etc.

Haltères du poids de 3 kilogrammes au *maximum* à chaque main. Mils ou poids ne dépassant pas 3 kilogrammes. Ne pas oublier que le travail mécanique musculaire utile dépend surtout de la forme pure prise en position fondamentale.

Durée. — Séance complète de 40 à 60 minutes, selon l'entraînement.

Rapidité. — Rythme du mouvement : 5 secondes.

Répétition. — Alterner autant que possible la répétition des mouvements. Éviter la fatigue et l'ennui.

Combinaison. — Les combinaisons doivent être rendues plus difficiles par des positions fondamentales dans lesquelles le centre de gravité du corps est plus ou moins déplacé en dehors du plan médian vertical. Elles doivent porter sur un plus grand nombre de muscles, en raison du degré de l'entraînement général des exécutants.

Formules.

I. — Fixe. — Tendu arrière. — Croix. — Aile. — Invocation. — Fente transverse droite. — 1/2 Courbe raidie. — Redressement. — Croix. — Genoux fendus. — 1/4 Courbe raidie. — Redressement. — Invocation. — Crochet appuyé (droit ou gauche). — 1/2 Courbe raidie. — Redressement. — Debout, équerre. — Tendu arrière. — *Fixe.*

II. — Fixe. — Fente transverse droite. — Nuque. — 1/2 Salutation. — Redressement. — Croix. — Invocation. — Équerre. — Chute gauche transverse avant. — Invocation. — Ailes baissées. — Invocation. — Fixe. — Tendu arrière. — Invocation. — Salam. — Redressement. — Salam raidi. — Fixe. — [Croix. — Salutation. — Redressement. — Courbe raidie. — Redressement.] — *Fixe.*

Ou bien : [Double croix liée. — Lutte dorsale avant. — Arrière. — Chute liée (droite ou gauche) avant ou chaîne pour le premier groupe. — Courbe raidie pour le second groupe et *vice versa.* — *En place Fixe.*

III. — Fixe. — Croix. — Fente-transverse droite. — Torsion gauche avant, retour. — Torsion droite avant, retour. — Nuque. — Éventail gauche. — Redressement. — Éventail droit. — Redressement. — Invocation. — Chute transverse droite, éventail. — Redressement. — Chute transverse gauche, éventail. — Redressement. — *Fixe.*

IV. — Fixe. — Nuque. — 1/2 pointé losange. — Losange fermé. — Invocation. — Ailes baissées. — Debout équerre. — Pied droit ou gauche transverse. — Invocation. — 1/2 Pointé, Pentagone. — Équerre. — Croix. — Ailes baissées. — Tendu arrière. — *Fixe.*

V. — Fixe. — Tendu arrière. — Invocation. — Fléau droit avant. — Transverse. — Arrière. — Équerre. — Croix. — Ailes baissées. — Chute droite oblique avant. — Invocation. — Balance. — Ailes baissées. — Invocation. — Debout. — Équerre. — Chute oblique gauche avant. — Balance. — Aile baissée. — Invocation. — Debout équerre. — Fléau gauche avant. — Transverse. — Arrière. — *Fixe.*

VI. — 5 losanges sautés. — 5 sauts en hauteur de 0ᵐ 90 à 1ᵐ. — 5 sauts en longueur de 4ᵐ 5o à 5 mètres. — 5 sauts en largeur de côté : 3 à droite, 2 à gauche ou *vice versa* à volonté.

Les sauts combinés en hauteur et en longueur peuvent être transformés en sauts de mouton ou en sauts liés. Dans ce cas, les opposants qui servent de point d'appui se placent debout les uns à côté des autres, à un intervalle de 0ᵐ 5o à 0ᵐ 6o environ. Les sauteurs s'élancent et, plaçant leurs mains sur les épaules des opposants, ils s'enlèvent à la force des bras aussi haut qu'ils peuvent, puis projettent leur corps en avant, pour tomber en souplesse dans la position fondamentale de la chute : Buste vertical. — Tendu. — Losange. — *Fixe.*

Course au pas gymnastique de 100 mètres sans obstacles. — Course au pas gymnastique de 100 mètres avec 10 obstacles de 0ᵐ 7o à 1 mètre.

VII. — Fixe. — Tendu arrière. — Invocation. — Croix. — Ailes baissées. — Croix. — Ailes fermées. — Croix. — Ailes baissées. — Tendu arrière. — *Fixe.*

Total des mouvements : 125.

Durée du premier tour de la leçon : 25 minutes environ.

La leçon peut être reprise en totalité ou en partie selon l'effet poursuivi par le professeur.

V

COURS ATHLÉTIQUE

Pour Adultes entraînés de 24 à 35 ans.

Force. — Avec ou sans haltères, mils, poids divers, ressorts à boudin ou en caoutchouc, etc., etc.

Haltères du poids de 4 kilogrammes au maximum à chaque main. De même pour les mils, etc.

Le travail mécanique musculaire utile dépend de la forme pure prise en position fondamentale.

Durée. — Séance complète de 60 minutes et au-dessus.

Rapidité. — Rythme du mouvement : 6 secondes.

Répétition. — En raison de la difficulté des mouvements, éviter la fatigue provoquée par la lourdeur des haltères, et par la lenteur du rythme.

Combinaison. — Recherche de combinaisons les plus difficiles à établir, portant sur le nombre des muscles et sur leur travail plus grand : 1° par la nature de la position fondamentale, avec déplacement du centre de gravité du corps ; 2° par l'attitude des segments ; 3° par le poids à soulever ; 4° par le rythme du mouvement.

Formule.

I. — Fixe. — Tendu arrière. — Croix. — Aile. — Invocation. — 1/4 courbe raidie. — Redressement. — Fente gauche transverse. — 1/2 courbe raidie. — Redressement. — Équerre. — Nuque. — Genoux fendus. — 1/4 courbe raidie. — Invocation. — Redressement. — Crochet appuyé gauche. — 1/2 courbe raidie. — Redressement, genoux. — Crochet appuyé droit. — 1/2 courbe raidie. — Redressement. — *Fixe.*

II. — Fixe. — Hanche. — 1/4 Salutation. — Redressement. — Croix. — Invocation. — Nuque. — Fente droite gauche. — 1/2 Salutation. — Redressement. — Invocation. — Salutation. — Redressement. — Équerre. — Chute droite transverse avant. — Redressement. — Debout équerre. — Ailes baissées. — Chute gauche transverse avant. — Invocation. — Ailes baissées. — Redressement. — Debout équerre. — Invocation. — Pied droit transverse. — Salam. — Redressement. — Salam raidi. — Fixe. — [Croix. — Salutation. — Redressement. — Courbe raidie. — Redressement. — Invocation. — Tendu arrière. — *Fixe.*

Ou bien Double croix. — Liée lutte dorsale avant. — Arrière. — Redressement. — Chute liée ou chaîne pour le groupe I. — Courbe raidie pour le groupe II et *vice versa.* — Invocation. — *Fixe.*

III. — Fixe. — Croix. — Fente droite ou gauche. — Torsion droite avant. — Retour. — Torsion gauche avant. — Retour. — Nuque. — Éventail droit. — Redressement. — Éventail gauche. — Redressement. — Invocation. — Chute transverse droite, éventail. — Redressement. — Chute transverse gauche, éventail. — Debout, équerre. — Entonnoir. — *Fixe.*

IV. — Fixe. — Tendu arrière. — Invocation. — 1/2 Pointé losange. — Redressement. — 1/2 Pointé losange fermé. — Redressement. — Équerre. — Nuque. — 1/2 Pointé losange. — Invocation. — Tendu arrière. — Losange fermé. — Ailes baissées. — Invocation. — Redressement, équerre. — Pied droit transverse. — 1/2 Pointé pentagone. — *Fixe.*

V. — Fixe. — Invocation. — 1/2 Fléau droit avant. — 1/2 Fléau droit transverse. — 1/2 Fléau droit arrière. — Équerre. — Croix. Chute droite avant. — Ailes baissées. — Balance. — Invocation. — Croix. — Redressement, équerre. — Chute gauche avant. — Balance. — Nuque. — Croix. — Ailes baissées. — Redressement équerre. — [Croix. — Fléau gauche avant, transverse, arrière. — Équerre. — Fléau droit avant, transverse, arrière. — Équerre. — 1/2 Pointé, losange fermé. — Invocation.] — *Fixe.*

Ou bien : [Double croix liée. — Fléau droit avant, pour l'opposant n° 1. — Fléau gauche avant, pour l'opposant n° 2. — Fléau gauche avant, pour l'opposant n° 1. — Fléau droit avant, pour l'opposant n° 2. — 1/2 Pointé, losange fermé. — Invocation liée. — Croix liée.] — *En place Fixe.*

VI. — 5 losanges sautés. — 6 sauts en hauteur de 1 mètre et au-dessus. — 6 sauts en longueur de 5 mètres et au-dessus. — 6 sauts en largeur de côté (trois à droite, trois à gauche).

Les sauts combinés en hauteur et longueur peuvent être transformés en sauts de mouton. L'opposant se tenant debout, la tête inclinée. Où en sauts liés, ainsi qu'il est dit dans le précédent paragraphe. Les chutes doivent être exécutées en forme pure :

Buste vertical. — Tendus. — 1/2 pointé. — Losange. — Redressement. — *Fixe.*

Courses au pas gymnastique de 150 mètres sans obstacles.

Courses au pas gymnastique de 150 mètres avec 15 obstacles de
1 mètre de hauteur et au-dessus. Augmenter le nombre d'obstacles
d'après le degré de l'entraînement.

VII. — Fixe. — Tendu arrière. — Invocation. — Croix. — Tendu
arrière. — Appel. — Invocation. — Ailes fermées. — Croix. —
Ailes. — Ailes baissées. — Tendu arrière. — *Fixe.*

Total des mouvements : 155.

Durée du premier tour de la leçon : 35 minutes environ. La leçon
peut être reprise en totalité ou en partie, selon l'effet poursuivi
par le professeur.

CONCLUSION

Le corps humain est soumis aux lois de la pesanteur.

Le corps humain étant articulé, la loi de la pesanteur agit sur
chaque articulation en l'attirant vers le centre de la terre.

Les muscles redresseurs des articulations, c'est-à-dire antagonistes de la pesanteur, sont les muscles extenseurs.

Les muscles extenseurs doivent être surtout entraînés en gymnastique rationnelle pour éviter la chute des segments.

Le corps étant articulé est composé des bras de levier des trois
genres. Les bras de levier du troisième genre, interpuissant, constituent les segments des bras, des jambes et du tronc, jouant sur
le bassin.

Les bras de levier appartiennent à la mécanique, la fonction des
bras de levier humain est régie par les lois de la mécanique.

La partie la plus essentielle du levier est placée dans le point
d'appui.

La valeur du travail du levier est en raison directe de la valeur
du point d'appui d'où nécessité, en gymnastique de développement,
de bien fixer le point d'appui des segments, levier mis en action
par les muscles, puissance.

Le *point d'appui* est pris dans une attitude définie dite *position fondamentale.*

Dans tout mouvement il faut considérer : la *Position fondamentale,* la *Force,* la *Durée,* la *Rapidité,* la *Répétition* et la *Combinaison.*

Le déplacement du centre de gravité, en dehors du plan vertical du corps, déplace un poids qu'on doit savoir toujours utiliser en gymnastique rationnelle de développement et d'assouplissement.

Toute gymnastique quelle qu'elle soit doit être respiratoire et ne jamais violenter le jeu des poumons.

La meilleure attitude du corps, pour augmenter la capacité respiratoire, est l'attitude verticale du tronc. Cette attitude ne peut être prise que grâce à la solidité des muscles extenseurs du massif lombaire d'où nécessité absolue pour faciliter la meilleure respiration, de fortifier les muscles lombaires et dorso-lombaires ; ceux-ci agissent sur les omoplates qu'ils attirent d'avant en arrière, d'où développement de la poitrine en avant.

Les muscles de la ceinture abdominale ont une action antagoniste sur le jeu du diaphragme en même temps qu'ils agissent sur la masse intestinale, d'où nécessité de les développer surtout chez la femme en vue de leur fonction particulière.

Il existe un antagonisme entre la respiration intense et l'attention soutenue, entre la musculation et la cérébration. Savoir respirer, c'est savoir travailler cérébralement. Un bon pédagogue doit savoir utiliser tour à tour la respiration et l'attention forcées en les opposant l'une à l'autre afin de donner par ce jeu antagoniste plus d'élasticité au cerveau et aux poumons de l'enfant.

Les mouvements respiratoires de détente psychique doivent être introduits dans l'enseignement intellectuel et appliqués au cours même d'une leçon ou d'une étude tant soit peu laborieuse.

La gymnastique de développement et d'assouplissement est basée sur des lois scientifiques ; elle est créatrice de la beauté des lignes du corps. Elle n'agit que très superficiellement sur la volonté et sur le caractère. Les sports seuls, en provoquant une action plus intense et plus virile agissent directement sur la nutrition générale en même temps que sur la volonté et sur le caractère. Le sport est le complément indispensable de la gymnastique de développement. Celle-ci est à l'éducation physique ce que sont les exercices d'assouplissement des doigts, par les gammes à l'exécution des partitions qui constituent le sport en musique.

Les lois mécaniques qui régissent la gymnastique de développement ne sont pas les mêmes pour les sports. *La gymnastique de développement est basée sur la division quantitative et qualitative du travail physique par articulation et par groupes musculaires selon leur fonction et leur importance. Cette division a pour principe la loi mécanique de la pesanteur qui régit la fonction des bras de levier.* Tout mouvement de gymnastique y est réglé et exécuté d'après des *angles* et des *plans* de géométrie biologique. La gymnastique de développement est une science exacte. C'est même une science très difficile à posséder parce qu'elle s'appuie sur l'anatomie, la physiologie, la chimie biologique, la mécanique, l'esthétique et la psychologie.

Dans les sports, aucun mouvement n'est scientifiquement réglé, chaque muscle ou groupe musculaire agit à sa fantaisie, d'après la puissance de son développement naturel, dû à la longueur des os.

Les exercices aux agrès de suspension : trapèze, anneaux, barres fixes, rec, etc., dans lesquels on ne peut localiser le travail en établissant une position fondamentale-base, appartiennent au sport. C'est pourquoi les sociétés de gymnastique actuelles sont des sociétés sportives *à type aérien* et point du tout des sociétés de gymnastique au sens exact du mot. Elles utilisent un système d'éducation défectueux, qui ne développe pas rationnellement le corps d'après le travail *quantitatif* et surtout *qualitatif* des muscles, des groupes musculaires et des articulations. Le développement est abandonné au hasard à la loi du moindre effort qui veut que les groupes musculaires les plus forts travaillent au détriment des plus faibles qui se reposent. C'est la loi du bon plaisir anarchique dans un état sans loi constitutionnelle où les forts dominent les faibles en donnant l'illusion de la puissance alors que tout est faiblesse constitutive. Ce système est nul au point de vue du développement de la volonté et du caractère que seuls provoquent les *exercices collectifs* des sports en plein air.

Il y a nécessité absolue à unifier l'application de l'éducation physique au foyer, à l'école et à la caserne. Une même méthode doit être imposée avec les mêmes procédés et les mêmes formules dans les Sociétés de gymnastique, dans l'école et dans l'armée. Les Sociétés de gymnastique ne sont que des œuvres intermédiaires ; les deux seules grandes institutions sociales sont l'École et la Caserne. L'armée avec le service restreint a besoin de recevoir dans ses rangs des recrues debourrées. *Ce debourrage doit commencer de bonne heure, à l'école, dès l'âge de sept ans.*

Le rôle des Sociétés de gymnastique n'est pas de former des hommes, mais d'entretenir l'entraînement de l'adolescent de sa sortie de l'école jusqu'à l'entrée dans l'armée. Son rôle est post-scolaire. Il est désirable que les Sociétés de gymnastique modifient leur programmes et deviennent des Sociétés d'éducation physique en ajoutant le sport éducatif à la gymnastique rationnelle de développement et d'assouplissement.

La Ligue Girondine est entrée dans la voie nouvelle, en prenant l'enfant dans l'école et en suivant l'adolescent jusqu'au régiment par des sections post-scolaires. Les résultats et les succès qu'elle a acquis sont probants. L'expérience poursuivie dans le Sud-Ouest de la France a réussi. Il y a tout intérêt à la reprendre et à l'étendre sur tout le pays. C'est comme contribution à cette œuvre nationale que j'ai composé ce *Précis* de gymnastique. Il peut être utilisé pour l'instruction dans l'armée autant que par l'instituteur dans l'école, et par la mère, au foyer domestique.